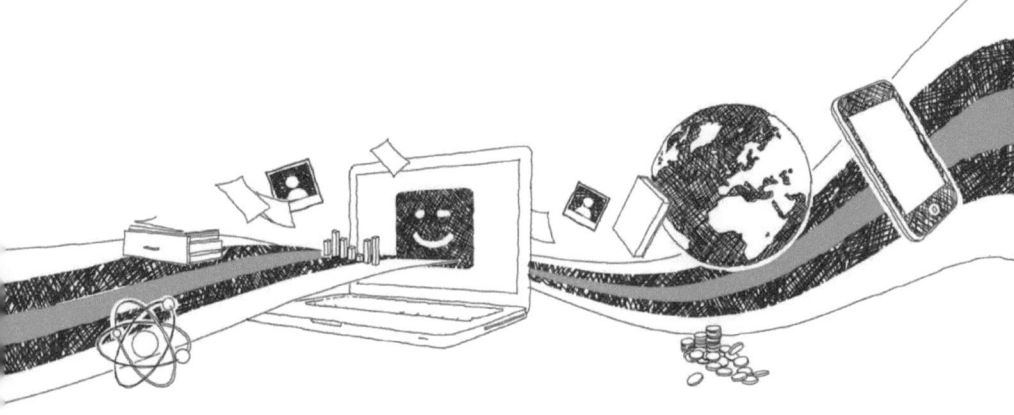
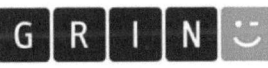

Edi Rasovsky

Die Bedeutung der Mundgesundheit für den alten Menschen in geriatrischen Einrichtungen und wie Pflegepersonen diese aufrecht halten können

GRIN Verlag

Bibliografische Information der Deutschen Nationalbibliothek:

Die Deutsche Bibliothek verzeichnet diese Publikation in der Deutschen National-bibliografie; detaillierte bibliografische Daten sind im Internet über http://dnb.d-nb.de/ abrufbar.

Impressum:

Copyright © 2012 GRIN Verlag GmbH
Druck und Bindung: Books on Demand GmbH, Norderstedt Germany
ISBN: 978-3-656-93117-1

Dieses Buch bei GRIN:

http://www.grin.com/de/e-book/295069/die-bedeutung-der-mundgesundheit-fuer-den-alten-menschen-in-geriatrischen

GRIN - Your knowledge has value

Der GRIN Verlag publiziert seit 1998 wissenschaftliche Arbeiten von Studenten, Hochschullehrern und anderen Akademikern als eBook und gedrucktes Buch. Die Verlagswebsite www.grin.com ist die ideale Plattform zur Veröffentlichung von Hausarbeiten, Abschlussarbeiten, wissenschaftlichen Aufsätzen, Dissertationen und Fachbüchern.

Besuchen Sie uns im Internet:

http://www.grin.com/

http://www.facebook.com/grincom

http://www.twitter.com/grin_com

Die Bedeutung der Mundgesundheit für den alten Menschen in geriatrischen Einrichtungen und wie Pflegepersonen diese aufrecht halten können

BACHELORARBEIT

eingereicht an der

IMC Fachhochschule Krems

Fachhochschul-Bachelorstudiengang

„Advanced Nursing Practice"

von

Edmund Rasovsky

Spezialisierung/Vertiefung/Fachbereich: Patientenedukation

Eingereicht am: *25. Mai 2012*

Zusammenfassung

In Pflegelehr- und -lernbüchern und daraus folgend auch in der Pflegegrundausbildung des deutschsprachigen Raums wird die Thematik der Mundgesundheit beim alten Menschen kaum und völlig unzureichend behandelt. Fehlendes zahnmedizinisches Basiswissen hat zur Folge, dass Pflegende der Mundgesundheit beim alten Menschen unwissentlich nicht die ihr gebührende Beachtung schenken.

Die vorliegende Arbeit beschäftigt sich deshalb mit dem umfassenden Thema der Mundgesundheit beim alten Menschen in geriatrischen Einrichtungen und versucht zu beantworten wie diese aufrechterhalten werden kann. Dabei wird auch der Zusammenhang von Mundgesundheit und Allgemeinzustand, sowie auf die Aspekte der Ernährung und Kommunikation eingegangen.

Neben den zahnmedizinischen Grundlagen und den Erkrankungen der Zähne und des Mundes werden auch die unterschiedlichen Formen des Zahnersatzes beschrieben und die pflegerischen Besonderheiten aufgezeigt.

Abstract

In textbooks about nursing-studies and nursing education in German speaking countries and, as a consequence, in basic care training, the subject of oral health in elderly people is hardly treated and if dealt with then in an absolutely inadequate way. Lack of dental basic knowledge leads to the result that nurses do not give oral health the attention it deserves. Therefore this paper deals with the comprehensive topic of oral health in older people living in geriatric institutions and tries to answer the question of how this can be achieved. This paper also describes the connection between people's oral health and their general state of health and it discusses the link to nutrition and communication in general. Apart from the survey of basic dentistry including certain teeth and mouth diseases, an overview of different kinds of denture is given and their special professional care will be described as well.

Edmund Rasovsky   II

Inhaltsverzeichnis

1 Einleitung

Mit der vorliegenden Arbeit möchte sich der Verfasser näher mit der Bedeutung der Mundgesundheit für den alten Menschen in geriatrischen Einrichtungen beschäftigen und herausfinden, wie Pflegepersonen diese aufrecht erhalten können.

Die vorliegende Arbeit soll im abschließenden Diskussionsteil die Ergebnisse zusammenfassen und folgende Fragen beantworten:

1. In welcher Form beschäftigt sich die pflegerische Fachliteratur mit Mundgesundheit und Mundhygiene?
2. Lassen sich evidenzbasierte Ergebnisse finden, um Menschen mit/ohne Zahnersatz in der Mundhygiene effektiv unterstützen zu können?
3. Welche Arten von Zahnersatz gibt es und worauf gilt es bei deren Pflege zu achten?

Epidemiologischen Entwicklungen zufolge werden auch in Österreich die Menschen immer älter. Durch die sich verändernden Familienstrukturen, weg von einer Großfamilie hin zu Zweipersonen- oder Singlehaushalten leben auch immer mehr ältere Menschen alleine, die sich aber mit zunehmendem Alter nicht mehr selbst versorgen können.

Die Statistik Austria untermauert diese Entwicklung mit Zahlen. Während es im Jahre 1990 noch 814.000 Einpersonenhaushalte gab, hat sich die Anzahl bis ins Jahr 2010 auf 1.324.000 Einpersonenhaushalte erhöht und wird Berechnungen zufolge bis zum Jahr 2030 auf 1.554.000 sogenannte „Single-Haushalte" weiter ansteigen. (Statistik Austria, 2012)

Die zunehmende Pflegebedürftigkeit stellt eine Situation dar, die im Vergleich zu anderen Erkrankungsrisiken durch komplexere Anforderungen an medizinische, pflegerische und soziale Leistungen gekennzeichnet ist. (IDZ, 2009, S.1)

Im Rahmen dieser Arbeit liegt das Hauptaugenmerk im Bereich der Mundgesundheit, welche die Aspekte der Mundhygiene, Zahnpflege und die Pflege der verschiedenen Arten von Zahnersätzen des alten Menschen wie Brücken, Kronen und Implantate und den daraus resultierenden Folgen behandelt.

Es soll verdeutlicht werden, wie wichtig das bisher kaum beachtete pflegerische Handlungsfeld der Mundgesundheit ist.

Deshalb hat sich der Verfasser dieser Arbeit dazu entschlossen, die in der Literatur am häufigsten beschriebenen Erkrankungen mit Auswirkungen auf die Mundgesundheit beim alten Menschen, in der Arbeit näher zu beschreiben.

1.1 Problemstellung

Die Anzahl an zukünftigen pflegebedürftigen Menschen mit Zahnimplantaten sowie Teil- und Vollprothesenversorgungen wird steigen. Damit steigt auch der pflegerische Aufwand, diese Zahnersätze fachgerecht zu pflegen.

„Unterbleibt die Pflege, wird sehr schnell zerstört, was für teures Geld aufgebaut wurde." (IDZ, 2009, S.4.)

Es gilt zu klären, inwieweit die Pflegepraxis in Österreich auf diese Herausforderungen in Zukunft aus pflegefachlicher Sicht vorbereitet ist und wie diese den speziellen Anforderungen im Bereich der Mundgesundheit nachkommen kann.

Bereits durchgeführte Projekte zeigen, dass Schulungen mit dem Inhalt von zahnmedizinischen Grundlagen auch für Pflegepersonal sinnvoll sind. Neben einer deutlichen Verbesserung des Mundgesundheitszustandes konnten auch Kosteneinsparungen belegt werden. (IDZ, 2009, S.1)

Somit kommt einer ureigenen pflegerischen Handlung der Mund- und Zahnpflege, eine derzeit noch nicht ausreichend wahrgenommene Bedeutung zu und stellt auch die professionelle Gesundheits- und Krankenpflege in Österreich vor neue Herausforderungen die es insbesondere im Langzeitpflegebereich, aber auch in sämtlichen Einrichtungen, Pflege- und Betreuungssituationen die in welcher Form auch immer mit alten Menschen zu tun haben, zu berücksichtigen gilt.

Um Wissen zur Thematik aufzubauen ist es unerlässlich sich mit dem umfassenden Begriff der Mundgesundheit mit seinen vielfältigen Aspekten näher zu beschäftigen.

1.2 Methodische Vorgehensweise

Bei der vorliegenden Arbeit handelt sich um eine Literaturarbeit. Die Literaturrecherche erfolgte im Internet unter Verwendung der Datenbanken PubMed, CINAHL und COCHRANE mit folgenden Suchbegriffen (Oral Health, Oral Care, Longterm-Care, Nursing homes, dentures, elderly people). Es ergaben sich in der ersten Recherche nur wenig verwertbare Treffer. Studien wiesen zwar daraufhin dass es von großer Bedeutung wäre die orale Mundgesundheit bei älteren Menschen zu verbessern, nur wurden keine konkreten Maßnahmen angeführt die verwertbar gewesen wären.

Zusätzlich wurde eine Literaturrecherche in mehreren österreichischen Bibliotheken durchgeführt. Im Rahmen des Literaturrechercheprozesses wurden Pflegefachlehrbücher im deutschen Sprachraum gesichtet um feststellen zu können, inwieweit sich die pflegerische Fachliteratur mit der Thematik Mundgesundheit, Mundpflege, Zahnpflege und Zahnprothesenpflege beschäftigt. Ergebnisse hierzu sind im Ergebnis- und Diskussionsteil, Kapitel 5 zu finden.

2 Mundgesundheit

2.1 Definition und Bedeutung von Mundgesundheit für den alten Menschen

Eine kurze und prägnante Definition bietet Gottschalck (2007, S. 25) indem er ausführt: „Der Mund ist Grenzraum zwischen Umwelt und menschlichem Organismus, er dient dem Austausch von Zärtlichkeit, ist Eingangspforte für die Nahrung und gleichzeitig Lebensraum für viele Mikroorganismen."

Die Weltgesundheitsorganisation (WHO) beschäftigt sich seit 1971 mit dem Thema der Mundgesundheit und definiert diese folgendermaßen:

„Oral Health is a state of being free from chronic mouth and facial pain, oral and throat cancer, sores, birth defects such as cleft lip and palate periodontal (gum) disease, tooth decay and tooth loss, and other diseases and disorders that affect the oral cavity. Risk factors for oral disease include unhealthy diet, tobacco use, harmful alcohol use, and poor oral hygiene." (WHO, 2012)

Wie Gottschalck feststellt, ist ein gesunder Mund und Mundgesundheit ein wichtiges menschliches Grundbedürfnis und eine der Voraussetzungen für Wohlbefinden, unabhängig von Alter oder Krankheit. Darüber hinaus führt er an, dass mit der Durchführung guter Mundhygiene und gezielter Prophylaxe viele Erkrankungen des Mundbereichs schon im Vorhinein vermieden werden könnten. (Gottschalck, 2007, S. 25)

2.2 Fehlende Mundgesundheit – Einschränkungen im Alltag

Bei der Mundgesundheit handelt es sich um umfassende und weitreichende Aspekte, die viele Bereiche des täglichen Lebens des alten Menschen direkt beeinflussen. Sie hat bedeutende Auswirkungen auf die Lebensqualität der Betroffenen.

2.2.1 Nahrungsaufnahme und Ernährung

Der Aspekt der Nahrungsaufnahme spielt bei älteren Menschen eine bedeutende Rolle und für die meisten Menschen stellt eine intakte Mundgesundheit sowie das Vorhandensein eines funktionierenden Zahnersatzes ein wichtiges Kriterium ihrer Lebensqualität dar. (Gottschalck, 2007, S.168)

In Langzeitpflegeeinrichtungen finden sich häufig Bewohner- und Bewohnerinnen die nicht mehr in der Lage sind, sich selbst ihren Zahnersatz einzusetzen und nach dem Essen zu reinigen. Mitunter achten Pflegende zu wenig darauf, den Betroffenen ihren Zahnersatz zu reichen und so können feste Kostformen wie Fleisch, Gemüse oder Kartoffeln nicht adäquat aufgenommen werden.

Immer wieder ist auch die Situation anzutreffen, dass die Betroffenen aus Angst den Pflegenden zur Last zu fallen nicht um Unterstützung beim Einlegen des Zahnersatzes bitten und stattdessen ganz darauf verzichten. (Gottschalck, 2007, S. 168)

Durch fehlenden Zahnersatz, aber auch durch Schmerzen aufgrund Erkrankungen im Mundbereich und vielen weiteren möglichen Beschwerden, verändert sich nachfolgend auch das Essverhalten. Alte Menschen nehmen deswegen oft jahrelang nur pürierte, weiche Kost zu sich. Leider ist es auch heute noch sehr oft der Fall, dass breiige Kost unappetitlich angerichtet wird und nur wenig Auswahl an Komponenten zur Verfügung stehen. Viele Betroffene essen täglich Kartoffelpüree als Hauptkomponente, oder Süßspeisen in Form von Grießbrei oder Milchreis.

Der Prozess des Kauens hat eine bedeutende Gesundheitsfunktion, weil sich ohne Kauen Kieferknochen und Kiefermuskulatur zurückbilden und auch das Zahnfleisch anfälliger für Schädigungen wird. Auch die Anregung des Speichelflusses wird durch den fehlenden Kauvorgang nicht ausreichend angeregt und es kommt zur Xerostomie. (Gottschalck, 2007, S. 169)

Die ausreichende Speichelbildung nimmt im Zusammenhang mit Mundgesundheit eine wichtige Rolle ein und wird in Unterkapitel 2.4. näher erläutert.

Einer Erhebung des Medizinischen Dienstes der Krankenversicherungen Deutschlands zufolge erhielten 41 Prozent der Bewohner- und Bewohnerinnen in stationären Einrichtungen nicht ausreichend oder Ungeeignetes zu essen und zu trinken. (Anonymus, 2005, S. 43)

Bei der Wahl von Konsistenz der Speisen und Getränke spielen die Faktoren Zahnlosigkeit, schlecht sitzender oder defekter Zahnersatz, oder auch Funktionsstörungen eine herausragende Rolle. Schmerzende Zähne oder schlecht sitzender Zahnersatz führen dazu, dass dem älteren Menschen die Lust am Essen und Trinken genommen wird. (Seiler 2000, S. 496 – S. 503)

Pürierte und hochkalorisch angereicherte Kostformen, sowie Supplemente in Form von Puddings oder Fertigtrinknahrungen werden dann dem pflegebedürftigen Menschen verabreicht, ohne dass den Pflegenden die Bedeutung der Nahrungsaufnahme und deren Auswirkungen auf die Mundgesundheit bewusst ist.

Folgen hiervon sind die fehlende Motivation bis hin zu Abneigung gegen das Essen und Trinken beim alten Menschen. In weiterer Folge kommt es auch zu Mangelernährung, Xerostomie und es können aufgrund zu geringer Nahrungs- und Flüssigkeitsaufnahme Probleme wie Desorientierung, Exsikkose, Vertigo und durch Mangelernährung in weiterer Folge auch ein erhöhtes Dekubitusrisiko auftreten.

2.2.2 Kommunikation und soziale Kontakte

Obwohl die Zähne nicht direkt an der Lautbildung beteiligt sind, kommt ihnen in der Kommunikation eine große Bedeutung zu. Insbesondere wenn Frontzähne fehlen, treten während der Lautbildung Nebengeräusche auf. Bei Oberkiefer-Zahnprothesen, die ganz oder teilweise den Oberkiefer bedecken sowie bei schlecht sitzenden Voll- oder Teilprothesen kann es ebenso zu Problemen mit der

Lautbildung kommen wie Kerschbaum (2006, S. 247) bestätigt: „Viele Lautfehlbildungen entstehen durch Zahnverlust oder lokale orale Strukturverluste. Insbesondere Frontzahnlücken führen kurzfristig zu erheblichen Sprachproblemen."

Fehlende Zähne oder ein schlechter Zahnstatus und daraus resultierend auch Veränderungen der Physiognomie führen in vielen Fällen dazu, dass gesellschaftliche Veranstaltungen gemieden werden, die sozialen Kontakte mit anderen Menschen reduzieren sich und bei Fortdauer des Zahnproblems wird eine soziale Isolation dadurch stark begünstigt. (Gottschalck, 2007, S. 169) Ebenso wird ein schlechter Zahnstatus mit sozioökonomischen Faktoren, wie zum Beispiel soziale niedere Schicht oder niedriges Einkommen eng verknüpft. (Robert Koch Institut, 2009, S.1)

2.3 Mangelnde Mundgesundheit und ihre Auswirkungen auf den allgemeinen Gesundheitszustand

Die Bedeutung der Mundgesundheit in Zusammenhang mit anderen Erkrankungen wurde in Studien wissenschaftlich untersucht. So kommen Haumschild & Haumschild in ihrer Arbeit zu folgendem Ergebnis: „In fact, there are over 100 systematic diseases that have oral manifestations, such as cardiovascular disease, stroke, respiratory infections, pancreatic cancer, diabetes, and nutritional problems. This is a bidirectional relationship and the link is inflammation." (Haumschild, 2009, S. 667-671). Wolf und Papapanou (2008, S. 247 – 264) führen in ihrer ausführlich mit Studienergebnissen untermauerten Publikation an: Over the past 20 years, literature evidence suggests a possible link between chronic inflammatory periodontitis and a number of systemic diseases including diabetes mellitus, atheriosclerosis and respiratory diseases. "(Wolf & Papapanou, 2008, S. 247 u. S. 248)

Im Rahmen dieser Arbeit wird auf die drei häufigsten Erkrankungen die beim älteren Menschen die in Zusammenhang mit mangelnder Mundhygiene auftreten können, eingegangen.

2.3.1 Diabetes mellitus

Wissenschaftlichen Untersuchungen zufolge scheint es starke Zusammenhänge zwischen Diabetes und dem Auftreten von Parodontitis zu geben. Bei Diabetes zeigen sich im Verlauf schnellere und heftigere Parodontitisverläufe und es wird angenommen, dass dies zu Veränderungen der Stoffwechsellage führt. Eine vorhandene Parodontitis zahnmedizinisch zu behandeln und gleichzeitig die Glukoseeinstellung zu optimieren wirkt sich Studien zu folge positiv auf die Kontrolle des Diabetes aus. Außerdem treten vor allem bei Diabetikern häufiger Wundheilungsstörungen nach Zahnextraktionen in der Mundhöhle auf. (Gottschalck, 2007, S.27; Sellmann, 2009, S. 52; Jepsen, Kebschull, Deschner, 2011, S. 1089 – S. 1096)

2.3.2 Kardiovaskuläre Erkrankungen

Studien belegen mögliche Zusammenhänge zwischen Zahn- und Zahnfleischerkrankungen sowie Herz- Kreislauferkrankungen. So fanden De Stefano, Anda, Kahn, Williamson und Russel (1993, S. 688 – S. 692) bereits 1993 heraus, dass Menschen mit bestehender Parodontitis ein um 25 % erhöhtes Risiko haben, an einer koronaren Herzkrankheit zu erkranken.

2.3.3 Erkrankungen der Atemwege

Aspirationspneumonien warden in der von Pace und McCullough (2010, S. 307-322) durchgeführten Übersichtsarbeit hohe Bedeutung beigemessen: „Aspiration pneumonia is a leading cause of illness and death in persons who reside in long-term-care facilities and, combined with the lack of proper oral health care and services, the risk of aspiration pneumonia rises." In einer anderen systematischen Übersichtsarbeit kommen die Autoren zur Schlussfolgerung, dass es einen Zusammenhang zwischen schlechter Mundgesundheit und der Entstehung von

Pneumonien bei alten und kranken Menschen gibt, und das durch die Verbesserung der Mundgesundheit durch Mund- und Zahnpflege die Risiken einer Aspirationspneumonie signifikant verringert werden können (van der Maarel-Wiernik, Vanobbergen, Bronkhorst, Schols und de Baat, 2012).

Eine bemerkenswerte Studie wird an dieser Stelle aus Japan angeführt bei der untersucht wurde, ob Mund- und Zahnpflege das Auftreten von Pneumonien senken kann. In elf japanischen Langzeitpflegeeinrichtungen wurde die Untersuchung bei 417 Bewohnern und Bewohnerinnen, die randomisiert zwei Gruppen zugeteilt wurden, durchgeführt. Personen der Interventionsgruppe wurden nach jeder Mahlzeit mit Unterstützung von Pflegenden die Zähne geputzt. Zusätzlich wurde dieser Gruppe einmal wöchentlich zahnärztliche Behandlung oder Dentalhygiene zur Verfügung gestellt. Sowohl die Anzahl der auftretenden Pneumonien als auch die Anzahl der an Pneumonien versterbenden Bewohner und Bewohnerinnen ging signifikant zurück. Zudem konnte festgestellt werden, dass es zu einer Verbesserung der Interventionsgruppenteilnehmer in Bezug auf die Ausführung der Aktivitäten des täglichen Lebens und in deren kognitiven Leistungen kam. Konsequente Unterstützung durch Pflegende bei der Reinigung der Zähne nach jeder Mahlzeit ist den Untersuchungsergebnissen zufolge für Bewohner und Bewohnerinnen in Langzeitpflegeeinrichtungen in Bezug auf die Reduktion von Pneumonien sinnvoll. (Yoshida, Yoneyama, Ohrui, Mukaiyama, Okamoto, Hoshiba, Ihara, Yanagisawa, Ariumi, Morita, Mizuno, Ohsawa, Akagawa, Hashimoto, Sasaki, 2002, S. 430 – S. 433)

2.4 Die Erkrankungen der Mundhöhle beim alten Menschen

Ergebnissen der Untersuchungen von Chalmers & Person und Petersen & Yamamoto zufolge hat das Alter Auswirkungen auf die Mundgesundheit. Zahnverlust, Karies, Ablagerungen, Gingivitis und Xerostomie stellen genauso wie das Auftreten von Halitosis Indikationen dar die eine ärztliche Abklärung erfordern. (Chalmers & Pearson, 2004; Petersen & Yamamoto, 2005)

2.4.1 Gingivitis

Unter Gingivitis verstehen sich entzündliche Prozesse die sich ausschließlich auf das Zahnfleisch, die Gingiva beschränken. Als Auslöser dafür gelten hauptsächlich mikrobielle Plaque (Bartsch, 2001, S.45). Die Bildung dieser Plaque wird durch mangelnde Mund- und Zahnhygiene begünstigt. Hellwig (2003, S. 390) führt an, dass sich Plaque-Anlagerungen vor allem im Bereich des Gingivarandes finden lassen. Erkrankungen die vor allem auch alte Menschen betreffen wie zum Beispiel Diabetes mellitus begünstigen das Wachstum von Plaquebakterien ebenso wie Erkrankungen die mit einer eingeschränkten Immunabwehr, Mangelernährung oder Fehlernährung einhergehen. In der Plaque lassen sich grampositive Kokken, Stäbchen und gramnegative Anaerobier finden die ihrerseits Endotoxine, Koenzyme und Antigene produzieren und eine Entzündungsreaktion im Saumepithel des Zahnfleischsulkus auslösen.

Als sogenanntes Zahnfleischsulkus wird der Zwischenraum zwischen dem Zahn und dem Zahnfleisch bezeichnet. Maßgeblich für Intensität im Auftreten einer Gingivitis sind die Arten der vorhandenen Mikroorganismen sowie die Lage der eigenen Immunabwehr (Bartsch, 2001, S. 46) und auch Sellmann (2009, S. 67) führt in seinem Buch an, dass es inzwischen als gesichert gilt, dass das körpereigene Immunsystem bei Zahnfleischerkrankungen eine wichtige Rolle spielt und Gingivitis als Begleiterkrankung bei vielen sogenannten Autoimmunerkrankungen auftritt.

Die klassischen Symptome einer Gingivitis sind Rötung, Schwellung und Blutung und in weiterer Folge Ulzeration, bedingt durch lokale Abwehrmaßnahmen des Körpers gegen die infektiösen Stoffwechselprodukte der Bakterien. (Körber, 1999, S. 189) „Das normalerweise fest mit dem Zahn verbundene Saumepithel des Zahnfleischs löst sich und es kommt zur Taschenbildung."(Gottschalck, 2007, S.115)

Es treten Schmerzen bei Berührung auf und es kommt sehr leicht zu Blutungen beim Zähneputzen, oder wenn man in festere Nahrung wie zum Beispiel einen Apfel beißt. (Gottschalck, 2007, S.115)

2.4.2 Karies

Als Karies (Zahnfäule) bezeichnet man eine der am häufigsten auftretenden Infektionskrankheiten, die aufgrund unterschiedlicher Ursachen auftritt.

Faktoren die in unmittelbaren Zusammenhang mit der Entstehung von Karies stehen sind verschiedenste Bakterien, Nahrung und Zeit sowie nicht zuletzt der betroffene Zahn selbst in seiner Funktion als Wirt. (Schreiber, 2003, S. 620-628)

Ursache für die Entstehung von Karies sind weißliche Beläge die sich direkt am Zahn bilden und in der Zahnmedizin als sogenannte Plaque bezeichnet werden. Diese Plaque bildet sich binnen kürzester Zeit auch auf sauberen Zähnen und enthält Bakterien. Innerhalb der Mundhöhle ernähren sich die meisten Mikroorganismen und Plaque hauptsächlich von leicht verwertbaren Kohlehydraten. (Gottschalck, 2007, S. 114)

In Verbindung mit aufgenommener Nahrung bilden die Bakterien durch chemische Reaktionen (der pH-Wert geht hierbei in den sauren Bereich) Säuren die in weiterer Folge den Zahnschmelz und die Zahnoberfläche angreifen.

Entscheidend dafür, ob Defekte oder Löcher am Zahn entstehen sind die Art und die Häufigkeit der aufgenommenen Nahrung sowie deren Verweildauer in der Mundhöhle. Von Bedeutung ist dabei auch die Qualität des Speichels in der Mundhöhle. (Robert Koch Institut,2008, S. 9)

Säuren werden von den Mikroorganismen und Plaque im Mund als Stoffwechselprodukte ausgeschieden die kontinuierlich Mineralien aus dem Zahn abbauen und zu Zahnverlust führen. In der Zahn-Plaque finden sich überwiegend die Bakterien Streptococcus mutans und Lactobacillus wieder. (Gottschalck, 2007, S. 114) „Dem Streptococcus mutans wird hierbei die Hauptrolle bei der Kariesbildung zugeteilt."(Bartsch, 2001, S. 29)

In der Zahnmedizin wird Karies als in Schweregrade fortlaufender Krankheitsprozess beschrieben. Im ersten Stadium wird der Zahnschmelz entmineralisiert und nachgelagerte Zahnstrukturen werden angegriffen. Durch den gezielten Einsatz von Fluoridpräparaten kann dies verhindert werden. Fluorid bewirkt, dass der Zahnschmelz wieder gefestigt und gestärkt wird. (Bartsch, 2001, S. 27)

Typisch für die ersten sichtbaren Anzeichen von Karies sind weißliche Flecken am Zahn, die aus der Entmineralisierung des Zahnschmelzes resultieren. Kommt es zu keiner Behandlung wird in weiterer Folge der gesamte Zahn angegriffen und geschädigt. Karies breitet sich sehr schnell unter der sogenannten Schmelz-Dentin-Grenze aus und es bildet sich sogenannte Dentalkaries. Bildet sich Karies bei schon behandelten Zähnen erneut, spricht man in der Zahnmedizin von Sekundärkaries, die durch eine schlechte Mundhygiene oder auch durch schadhafte Füllungen oder Kronenränder entstehen kann.

Zusammenfassend können nach Bartsch (2001, S.27 u. S.28) drei Voraussetzungen angeführt werden die vorhanden sein müssen, damit Karies entstehen kann:

- Plaque-Mikroorganismen müssen in der Mundhöhle vorhanden sein
- Kohlehydrate müssen in der Nahrung vorhanden sein
- Der Kontakt der Nahrung mit der Zahnoberfläche muss gegeben sein.

Werden diese drei angeführten Voraussetzungen auf die Pflege des alten Menschen übertragen, wird sehr schnell deutlich wie wichtig die Mund- und Zahnpflege für den pflegebedürftigen alten Menschen ist. Das tagsüber oft beobachtbare Anbieten von Süßspeisen in Form von hochkalorischen Puddings, Milchreis oder Grießbrei ohne anschließende Mund- und Zahnpflege öffnet der Entstehung von Karies alle Türen. Epidemiologischen Beobachtungen zufolge kann der Zusammenhang zwischen Zuckerkonsum und Karies nachgewiesen werden. Vor allem die Zwischenmahlzeiten (Kekse, Bonbons, Eiscreme und zuckerhaltige Getränke) begünstigen die Entstehung von Karies, weil sie durch das kontinuierliche Zuführen von Zucker auch direkt das Wachstum von Plaque fördern. (Rotgans, 1994 S. 146)

Durch gute Mundhygiene sowie unter zahnärztlicher Behandlung ist die Gingivitis reversibel und heilt ohne weitere Folgen ab. Die Entfernung von Belägen ist vor allem am Zahnfleischrand wichtig. Bleibt die Gingivitis über längere Zeit unbehandelt, dehnt sich der Prozess auf die nachgelagerten Zahnstrukturen, das sogenannte Parodontium aus und es entsteht eine Parodontitis. (Gottschalck, 2007, S.116).

2.4.3 Parodontitis

Von einer Parodontitis wird dann gesprochen, wenn neben dem Zahnfleisch auch das tiefer gelegene zahnumgebende Gewebe entzündet ist. Die Parodontitis ist die häufigste Ursache für einen Zahnverlust nach dem 45. Lebensjahr. Nicht zu verwechseln ist die Parodontitis mit der sogenannten Parodontose, die den nicht entzündlichen Abbau des Zahnhalteapparates bezeichnet. (Sellmann, 2009, S. 66)

Bei der Entstehung und dem Verlauf der Parodontitis spielt nicht nur eine sorgfältige Mundhygiene eine große Rolle, es hängt auch von der Disposition jedes einzelnen Menschen, insbesondere seiner angeborenen, unspezifischen Immunität ab, wie sich die Parodontitis ausprägt. (Gottschalck, 2007, S. 116 u. S. 117, Sellmann, 2009, S. 66ff)

Sellmann (2009, S.69 u. S.70) bietet in seiner Publikation eine erläuterte Übersicht über die verschiedenen Risikofaktoren für parodontale Erkrankungen an. Da diese Arbeit den alten Menschen im Fokus hat, werden hier die wichtigsten und den alten Menschen betreffenden Risikofaktoren angeführt:

- Ungenügende oder falsche Mundhygiene ohne Entfernung von Plaque und Zahnstein
- Rauchen (Zigaretten rauchen erhöht das Risiko um das 4-6 fache)
- Diabetes mellitus
- Lebensalter (durch die abnehmende Widerstandsfähigkeit im Organismus)
- Stress
- Unbehandelte Karies, Xerostomie, Mangel- und Fehlernährung

- Mundatmung mit Austrocknung der Schleimhäute

Hetz (2003, S. 50 u. S. 51) bezeichnet die Parodontitis als eine Erkrankung die mehr als nur eine lokale Entzündung im Mund-, Zahn- und Kieferbereich darstellt und weist auf die Gefahr einer bakteriellen Entzündung hin, welche in weiterer Folge Auswirkungen auf den ganzen Körper haben kann.

2.4.4 Xerostomie

Mit diesem Begriff wird eine extreme Mundtrockenheit mit fehlender Speichelbildung bezeichnet. Beim alten Menschen entsteht Xerostomie (aber auch bei jüngeren Menschen) durch die Nebenwirkungen von Medikamenten oder als Begleiterscheinung bei bestimmten Erkrankungen wie Diabetes mellitus, Depressionen oder Morbus Parkinson. (Gottschalck, 2007, S. 122)

Als eine der Ursachen für Xerostomie beim älteren Menschen wird die durch Medikamente verursachte Mundtrockenheit angegeben. Psychopharmaka, Benzodiazepine, Diuretika, Opiate, Hypnotika, Antihistaminika und Antihypertonika gehören zu Medikamentengruppen die Xerostomie begünstigen. (Gottschalck, 2007, S. 123 – 127).

2.4.5 Soor

Als Soor oder Candidose wird eine Infektion mit dem Hefepilz Candida albicans bezeichnet. Sichtbar wird eine Soorinfektion als grau-weißlicher Belag auf der Mundschleimhaut. Ursachen sind genauso wie bei einer der Entstehung einer Xerostomie vielfältig. So kann beim älteren Menschen eine reduzierte Nahrungs- und Flüssigkeitsaufnahme, Medikamente aber auch mangelnde Mundpflege durch fehlende oder mangelhafte Zahnhygiene Auslöser und Entstehungsursache sein (Feichtner, 2007, S. 343). Zur Behandlung stehen zahlreiche antimykotische Medikationsformen zur Verfügung.

Es finden sich in mehreren Pflegefachbüchern komplementäre Maßnahmen die hier jedoch nicht berücksichtigt werden, da sie ausschließlich Expertenmeinungen darstellen und es keine Studien dazu gibt.

Als allgemeine Präventivmaßnahmen werden von Feichtner (2007, S. 346) empfohlen:

- Häufige Mund- und Zahnpflege nach jeder Mahlzeit und vor allem abends
- Säurehaltige, stark gewürzte, spitze, grobe Nahrungsmittel meiden
- Auf Zahnprothesen verzichten
- Kühle, flüssige Kost zu sich nehmen
- Rohes Obst und Gemüse sowie Kaffee, Nikotin und Alkohol meiden

2.5 Die Bedeutung des Speichels für die Mundgesundheit

Gülzow (1995, S. 39) bezeichnet den Speichel in seiner Publikation als einen wichtigen ökologischen Faktor in der Mundhöhle. Der Speichel wird von zahlreichen kleinen Speicheldrüsen gebildet, die sich in der Mundschleimhaut, am Gaumen, sublingual und im Bereich des Unterkiefers befinden.

Je nach ihrer Lage unterscheidet man zwischen der sogenannten Ohrspeicheldrüse, der Unterzungenspeicheldrüse und der Unterkieferspeicheldrüse. (Gottschalck, 2007, S.18 u. S. 19)

Die Zusammensetzung des Speichels ist unterschiedlich und reicht von seröser bis muköser Konsistenz. Die Ohrspeicheldrüse produziert ausschließlich serösen Speichel, während die Unterkieferspeicheldrüse überwiegend serösen und die Unterzungendrüse überwiegend mukösen Speichel bildet. Am Gaumen befinden sich Speicheldrüsen die nur mukösen Speichel bilden. (Gülzow, 1995, S. 39; Gottschalck, 2007, S. 18)

Speichel besteht zu 99,5 % aus Wasser und beinhaltet weiters Mineralstoffe in Form von Natrium, Phosphat und Kalium sowie Enzyme (Amylase), Fluorid, Antikörper und Muzin. Als Muzin bezeichnet ein von den Speicheldrüsen gebildeter Schleimstoff der dem Speichel eine zähe Konsistenz gibt damit dieser besser an den Zähnen und an der Mundschleimhaut haften kann (Gottschalck, 2007, S. 18).

Der Speichel hat eine Vielzahl an Funktionen um das ökologische Gleichgewicht und somit auch die Mundgesundheit aufrecht zu halten. Es sind dies nach Grötz (2004, S. 9 – S. 11), Gottschalck (2007, S. 18 u. S. 19) sowie Gülzow (1995, S. 39):

- Antikariogene Wirkung
  - o Mechanische Reinigung der Zahnoberflächen (Spüleffekt)
  - o Stabilisierung des pH-Wertes
  - o Remineralisation des Zahnschmelzes durch die Wiedereinlagerung von Kalzium, Phosphat und Fluorid
- Entzündungshemmende und antibakterielle Wirkung
  - o Bildung von Antikörpern (Immunglobuline A) und Muzin
  - o Bildung von weiteren körpereigenen Stoffen (Lysozym, Laktoferrin und Laktoperoxidase)
- Unterstützung bei der Nahrungs- und Flüssigkeitsaufnahme
  - o Gleitmittelfunktion für den Kauvorgang und den Schluckakt
  - o Vorverdauung von Kohlehydraten mittels Amylase
  - o Unterstützung der Geschmackswahrnehmung
- Sonstige wichtige Funktionen
  - o Mukosalubrifikation für Lautbildung und Sprechen
  - o Bildung eines Flüssigkeitsfilms zur Prothesenhaftung

Die Speichelproduktionsmenge hängt vom Grad der Hydration ab. Ab einem Flüssigkeitsverlust in der Höhe von acht Prozent kommt es zum praktischen Erliegen der Speichelproduktion.

Auch die Körperposition hat Einfluss auf die Speichelproduktion. In stehender Position ist sie am höchsten, während die Produktion von Speichel in liegender Position am geringsten ist. Weitere Faktoren die sich auf die Speichelproduktion auswirken sind die Lichtexposition und der Tagesrhythmus. Bei Dunkelheit verringert sich die Speichelflussrate um 30 bis 40 Prozent. Am Nachmittag erreicht die Speichelproduktion ihren Höchstwert. (Gülzow, 1995, S. 39; Gottschalck, 2007, S. 19)

3 Pflege des Zahnersatzes beim alten Menschen

Im Rahmen der vorliegenden Arbeit können aufgrund der Komplexität und des Umfangs nur die häufigsten Arten und Formen des Zahnersatzes näher erläutert und auf deren Besonderheiten eingegangen werden.

Zahnersatz wird in der Zahnmedizin als sogenannte Prothetik bezeichnet. Das Ziel der modernen Prothetik besteht darin für die Erfüllung folgender zwei Punkte zu sorgen:

* Wiederherstellung der verloren gegangenen Kaufunktion
* Erhaltung der vorhandenen Zähne

Die Erreichung der beiden angeführten Ziele erfolgt mittels sogenannten Kronen, Brücken, Implantaten sowie Voll- und Teilprothesen (Bartsch, 2001, S.53).

„Zahnärztlich-prothetische Behandlungskonzepte für den älteren Patienten sollten nicht nur die oralen Strukturen vor vorzeitiger Schädigung bewahren. Sie sollten dem älteren Menschen auch mehr Kaufunktion und Kaukomfort bei optimierter Ästhetik bieten und somit einen wesentlichen Beitrag zur Verbesserung der Lebensqualität leisten." (Stark & Huber, 2006, S. 238)

Inhalt dieses Kapitels ist die nähere Erläuterung verschiedener Arten von Zahnersatz und dessen Indikationen, weil das Grundverständnis für die fachgerechte Pflege von Bedeutung ist.

3.1 Krone (festsitzend)

Bei Kronen handelt es sich um einen festsitzenden Zahnersatz, für den aus zahnmedizinischer Sicht die Indikation gegeben ist, wenn Maßnahmen der konservativen Zahnerhaltung aufgrund der vorhandenen Defekte nicht mehr durchführbar, oder zielführend sind. Zu den Maßnahmen der konservativen Zahnerhaltung zählen die sogenannten Füllungen aus Amalgam oder Kunststoff, beziehungsweise Einlagefüllungen, die als Goldinlays bezeichnet werden. (Bartsch, 2001, S. 53ff)

Kronen haben nach Bartsch (2001, S.53) im Wesentlichen vier Funktionen zu er-
füllen:

- Ersatzfunktion, weil sie die durch Karies und Abrasion oder Trauma verlo-
  rengegangene Zahnhartsubstanzen ersetzen sollen und dem Wiederaufbau
  von zerstörter Kauflächen dienen
- Schutzfunktion gegenüber Abrasion, gegen Traumen und vor weiterer Karies sowie als Abdeckung vor freiliegendem Dentin
- Befestigungsfunktion von Brückenzahnersatz und Teilprothesen am Rest-
  gebiss
- Ästhetisch-phonetische Funktion indem sie Zahnfehlstellungen korrigieren,
  die oftmals Grund für unverständliche Artikulation sind und auch das Aus-
  sehen des Betroffenen positiv beeinflussen und zur Erhöhung des Wohlbe-
  findens beitragen.

3.2 Brücke (festsitzend)

Bei einer Brücke handelt es sich ebenfalls um festsitzenden Zahnersatz der über
einzementierte sogenannter Stifte oder den beschliffenen Restzahn permanent im
Kiefer befestigt wird. Dabei dienen die überkronten Zähne als sogenannte Brü-
ckenpfeiler. Brücken finden dann Anwendung wenn die Zahnreihe unterbrochen
ist, einzelne oder auch mehrere Zähne im Kiefer fehlen, zum Wiederaufbau der
unterbrochenen Zahnreihe und zur gleichzeitigen Wiederherstellung der Kaufunktion. Durch die Eingliederung einer Brücke werden außerdem Zahnfehlstellungen
vermieden, die aufgrund Einschränkungen in den Reinigungsmöglichkeiten eine
Ansammlung von Plaque und der Entstehung von Karies und Parodontitis begünstigen würden. Ob eine Brücke sinnvoll eingegliedert werden kann oder nicht, ist
abhängig vom Zustand der möglichen Brückenpfeilerzähne. Bei
parodontalerkrankten Brückenpfeilern ist die Eingliederung einer Brücke eine ab-
solute Kontraindikation. (Bartsch, 2001, S. 54 u. 55)

3.3 Teil- und Vollprothesen (herausnehmbar)

„Eine Teilprothese besteht aus den künstlichen Zahnreihen, welche auf der Prothesenbasis befestigt sind." (Bartsch, 2001, S.55). Huber und Stark führen aus, dass lange Zeit klammerverankerte Teilprothesen (mit Klammern an den eigenen Zähnen befestigt) als der Zahnersatz für den alten Menschen mit Lücken in den Zahnreihen war. In Untersuchungen konnte festgestellt werden, dass Teilprothesenträger häufiger an Karies, Parodontitis und Mundschleimhauterkrankungen litten, als Patienten ohne Zahnprothesen. Mangelnde Prothesenhygiene spielt nach Auffassung von Huber und Stark eine große Rolle, weil dadurch Plaqueanlagerungen an der Prothese verstärkt wachsen können und in Verbindung mit der Wirkung des Prothesenmaterials unter dem Einfluss der Mundflora Korrosionen entstehen können. (Stark u. Huber, 2006, S. 239). „Mit der Vollprothese sollen die Kaufunktion, die Sprachfunktion und auch die ästhetische Wirkung der natürlichen Zahnreihen soweit wie möglich wiederhergestellt werden." (Bartsch, S.56) Der Halt dieser Prothesenart erfolgt über den sogenannten Ventilmechanismus oder Saugeffekt. Die Innenfläche der Prothese liegt dem Kiefer auf. (Bartsch, 2001, S. 58)

3.4 Implantate (festsitzend)

Als zusätzliche Halteelemente für Prothesen, Brücken oder Kronen können Implantate in den Kiefer eingesetzt werden. Diese in den Kieferknochen verankerten Implantatkörper bestehen in der Regel aus den Werkstoffen Titan, Aluminiumoxyd oder Keramik. (Bartsch, 2001, S.57) Eines der generellen Hauptprobleme bei Implantaten liegt in der Einheilung des Implantatkörpers an jener Stelle, an der das Implantat die Epitheldecke der Mundschleimhaut durchbricht, weil hier eine künstlich offen gehaltene Wunde geschaffen wird. (Bartsch, 2001, S.57) Bei Implantaten ist im Vorhinein abzuklären und abzuwägen, ob die betroffene Person die erforderliche präzise peinlichst Mundhygiene durchführen kann weil es ansonsten zu Infektionen, zur Lockerung der Implantate und Abstoßungsreaktionen innerhalb eines Jahres kommt. (Bartsch, 2001, S.58; Gottschalck, 2009, S. 109).

4 Besonderheiten und Wissenswertes für die Pflege

4.1 Teil- und Vollprothesen

Gottschalck (2007, S. 106) führt in seiner Publikation an, dass im Vergleich zum natürlichen Zahnschmelz zahnärztliche prothetische Werkstoffe allgemein stärker von der Plaquebildung betroffen sind, wodurch sich das Risiko für Karies, Stomatitis und Schleimhautinfektionen erhöht. Nach Bartsch (2001, S. 56) liegen die Nachteile einer Teilprothese, zu denen auch die sogenannte Klammerprothese gezählt wird, in der erhöhten Kariesgefahr der Klammerzähne sowie im Sichtbarwerden der Klammerteile und in Problemen der Prothesendynamik.

Unter einer Klammerprothese versteht sich der einfach mit Klammern versehene Zahnersatz, der nach Bartsch (2001, S. 56) aufgrund der einfachen Herstellung sowie in den günstigen Reparatur- und Erweiterungsmöglichkeiten am häufigsten in der prothetischen Versorgung verwendet wird.

„Besonders Kunststoffoberflächen bieten Mikroorganismen einen günstigen Nährboden. Essensreste, Bakterien und abgestorbene Schleimhautzellen können sich in Nischen festsetzen und die Belagsbildung fördern."(Gottschalck, 2007, S. 106)

Bei Menschen die ihre Mund-, Zahn-, und Zahnprothesenpflege nicht mehr selbst durchführen können, ist diese von den Pflegenden zu übernehmen. Ebenso sollte es selbstverständlich sein, den guten Sitz der Prothese zu überprüfen und täglich eine Mundhöhleninspektion durchzuführen um Veränderungen möglichst schnell zu bemerken und dementsprechend handeln zu können. Gottschalck (2007, S. 106 u. 107) empfiehlt, die Prothese nach jeder Mahlzeit unter fließendem und kaltem Wasser abzuspülen, sie wie die eigenen Zähne zweimal täglich, morgens und abends, gründlich zu reinigen, wobei die Prothese aus dem Mund zu nehmen ist. Die Reinigung der Prothese soll mit alkalifreier Flüssigseife und idealerweise mit einer eigenen Prothesenzahnbürste, die zwei Bürstenfelder aufweist durchgeführt werden. Explizit darauf hingewiesen wird, dass keine handelsübliche Zahnpasta für die Reinigung verwendet werden soll, weil in den meisten Zahnpasten Politurkörperchen enthalten sind und diese die Oberflächen der Prothese aufrauen und dadurch die Anhaftung von Belägen begünstigen.

Nachts wird die Prothese nach der Reinigung in einem Zahnprothesenbecher mit Wasser gelagert. Auf Reinigungstabletten sollte weitgehend verzichtet werden weil diese Kunststoffe und Prothesenwerkstoffe ausbleichen und spröde machen. Wichtig zu wissen ist in diesem Zusammenhang, das Reinigungstabletten nur bis zu zwanzig Minuten gemeinsam mit dem Zahnersatz im Prothesenbecher in Kontakt bleiben dürfen. Bei beiden Prothesenformen wird eine mindestens zweimal jährliche zahnärztliche Kontrolle des Zahnersatzes empfohlen. (Ilgner u. Nitschke, 2005, S.4-7). Selbstverständlich sollte beim Auftreten von Problemen mit dem Zahnersatz ein rascher Zahnarztbesuch erfolgen.

4.2 Zahnimplantat

Eine große Schwachstelle des Implantats stellt wie Bartsch (2001, S. 57) in seiner Publikation anführt, der Übergang von Mundhöhle zu Kieferknochen dar. Dort können leicht Infektionen mit einhergehender Abstoßung des Implantats entstehen. Gottschalck (2007, S. 109) untermauert dies und ergänzt, dass Beläge am Implantat mit einer speziellen sogenannten Büschelbürste sowie einer speziellen Reinigungspaste, die nicht mit dem Werkstoff des Implantats interagieren darf, entfernt werden müssen. Auf keinen Fall dürfen handelsübliche Zahnbürsten verwendet werden, da diese wie bei den Teil- und Vollprothesen näher erläutert, die Oberfläche des Implantats aufrauen und beschädigen.

Vor allem beim alten Menschen der Unterstützung bei der Mund- und Zahnpflege benötigt, ist hier der Einsatz von Metall- oder Plastikklemmen aufgrund der Verletzungsgefahr des Mundraumes und der Beschädigungsgefahr des Zahnimplantates stark kontraindiziert. (Gottschalck, 2007, S.109; Ilgner u. Nitschke, 2005)

5 Zusammenfassung und Schlussfolgerung

Das Thema Mundgesundheit bei älteren Menschen ist ein sehr wichtiger Aspekt. Internationalen Studien zufolge ist es von großer Bedeutung bei alten und geriatrischen Patienten darauf zu achten weil belegt werden konnte, dass ein schlechter Zahnstatus sowie fehlende Mundgesundheit Ursache einer Vielzahl von Folgeerkrankungen im Gesamtorganismus der Betroffenen sein kann. (Haumschild, 2009; S. 667 – S. 671; Wolf & Papapanou, 2008, S. 247ff)

Von Zahnmedizinern wird angeraten Schulungen für Pflegepersonen durchzuführen und auch den Schwerpunkt Mund- und Zahnpflege in der Ausbildung mehr zu berücksichtigen, um die Bedeutung der Mund- und Zahngesundheit deutlicher zu machen.

Während man in Deutschland eine Verbesserung der zahnmedizinischen Betreuung in der Altenpflege durch Schulungen von Pflegekräften schon forciert und die zukünftige Bedeutung erkannt hat, findet man in Österreich darauf kaum Resonanz von pflegerischer Seite darauf. (Jordan et al., 2012, S. 97-105)

Seitens der österreichischen Pflege wird der Mundgesundheit bei älteren Menschen mit Unterstützungsbedarf viel zu wenig Bedeutung beigemessen.

In der deutschsprachigen Pflegefachliteratur gibt es nur ein Grundlagenwerk welches sich explizit mit dem Thema Mundhygiene und spezielle Mundpflege im Detail auseinandersetzt.

Alle anderen vom Verfasser der Arbeit gesichteten Pflegelehrbücher beschäftigen sich nur in sehr geringem Ausmaß mit der Thematik.

Hier kann die Aussage von Köther und Gnamm aus dem Jahre 2000 direkt zitiert werden weil sie leider auch heute noch Gültigkeit besitzt.

„Betrachtet man die Standardliteratur für die Altenpflegeausbildung, so konnte festgestellt werden, dass der Bereich Mundpflege maximal zwei Seiten umfasst und vorwiegend auf die Soorprophylaxe ausgerichtet ist." (Köther; Gnamm, 2000).

Auch die meisten der in den Büchern angeführten Pflegemaßnahmen entsprechen im Großen und Ganzen nicht mehr dem heutigen Wissensstand der Pflege. So findet sich in Lehrbüchern immer noch die Anleitung und Abbildung wie man mit einer Klemme oder Kornzange und gegebenenfalls eines Beißkeils die Mundpflege durchführen soll.

Bemerkenswerterweise gibt es vor allem im Palliativpflegebereich Publikationen die der Thematik den ihr gebührenden Stellenwert beimessen und daraus folgernd den Pflegenden auch mehr Fachwissen zur Verfügung stellen.

Ebenso wird in palliativpflegerischen Publikationen Mundpflege mit anderen Pflegekonzepten wie zum Beispiel der Basalen Stimulation verknüpft. Einzig das Thema Zahnpflege und explizit das Thema der fachgerechten Zahnersatzpflege wird hier auch nur in geringem Umfang behandelt.

Es gibt von wissenschaftlicher Seite für den Bereich der Zahn- und Zahnprothesenpflege zahnmedizinisches Fachwissen das als evidenzbasiert gilt.

Allerdings ist das Wissen um die Besonderheiten rund um die Pflege der verschiedenen Zahnersatzformen in der Pflegepraxis kaum vorhanden, sodass nach wie vor tradiertes Wissen weitergegeben wird, welches nicht mehr dem aktuellen Forschungsstand entspricht.

Deshalb ist es im ersten Schritt wichtig sich als Pflegeperson selbst zahnmedizinisches Grundlagenwissen in Bezug auf die verschiedenen Arten von Zahnersätzen und Mundpflege anzueignen um in weiterer Folge die Besonderheiten bei deren fachgerechten Pflege berücksichtigen zu können. Das Grundlagenwissen um die Bedeutung der Mundgesundheit müsste in die pflegerische Fachliteratur wie Lehr- und Lernbücher aufgenommen werden weil, gerade in der Ausbildung diese Lehr- und Lernbücher verwendet werden.

Nur dann kann eine professionelle, evidenzbasierte Pflege und Betreuung alter Menschen mit oder ohne Zahnersatz in der Praxis Einzug finden und das Ziel, die Aufrechterhaltung der Mundgesundheit, erreicht werden.

Schulungsprogramme für Pflegende mit Schwerpunkt Mundgesundheit wären ein weiterer Schritt um den zukünftigen Entwicklungen und Anforderungen der geriatrischen Pflege in Österreich gewachsen zu sein.

Weiters stellt sich dem Verfasser die Frage, ob sich im deutschsprachigen Raum bereits auf Validität und Reliabilität geprüfte Assessmentinstrumente zur Erfassung der Mundgesundheit bei alten Menschen finden lassen die eingesetzt werden könnten.

In Bezug auf die Durchführung pflegerischer Interventionen und die Anwendung von Pflegehilfsmitteln gibt es weiterhin großen Bedarf diese auf ihre Evidenz zu überprüfen und zu testen. Viele durchgeführte Interventionen beruhen auf Expertenmeinungen und sind nicht auf ihre Evidenz hin überprüft.

„Es genügt nicht zu wissen, man muss es auch anwenden. Es genügt nicht zu wollen. Man muss es auch tun." (Johann Wolfgang von Goethe)

Literaturverzeichnis:

Anonymus: Leitfaden gegen Mangelernährung. Heilberufe 57 (7), 2005

Bartsch, K.J.: Zahn-, Mund- und Kiefererkrankungen – Kompendium für den 2. Klinischen Studienabschnitt ; 4., durchgesehene Auflage; Ferdinand Enke Verlag, Stuttgart; 1996

Chalmers, J.; Pearson, A.: Oral hygiene care for residents with dementia.: a literature review. In: J Adv Nurs. 2005 Nov;52(4):410-9.

De Stefano,F.; Anda RF, Kahn HS, Williamson DF, Russel CM.: Dental disease and risk of coronary heart disease and mortality. BMJ 1993; 306: 688-692

Gottschalck, T.: Mundhygiene und spezielle Mundpflege; Verlag Hans Huber; 1. Auflage: 2007.

Grötz, K.A.: Xerostomie-Patienten. PROPHYLAXEdialog Nr. 2/ 2004, 9-11.

Gülzow, J.H.: Präventive Zahnheilkunde – Grundlagen und Möglichkeiten der Karies- und Gingivitisprophylaxe, 1995, Carl Hanser Verlag München Wien

Haumschild, MS; Haumschild RJ.: The importance of oral health in long-term care. Journal Am. Med. Association. 2009 Nov;10(9):667-71. Epub 2009 Jun 28.

Hetz, G.: Parodontologie in der Praxis: Handbuch für den Allgemeinarzt. Deutscher Zahnärzte-Verlag. DÄV, 2003.

Ilgner, A.; Nitschke, I.: Prophylaxe bei älteren Menschen. Teil 1: In der Zahnarztpraxis. PROPHYLAXEdialog 1/2005, 4-7.

Jordan, A.R.; Sirsch, E.; Gesch, D.; Zimmer St.; Bartholomeyczik, S.: Verbesserung der zahnmedizinischen Betreuung in der Altenpflege durch Schulungen von Pflegekräften. In: Pflege; 2012; 25 (2): 97-105, Verlag Hans Huber, Bern

Jepsen, S.; Kebschull, M.; Deschner, J.: Relationship between periodontitis and systemic diseases. In: Bundesgesundheitsblatt Gesundheitsforschung. 2011Sep; 54(9):1089-96

Kerschbaum, T.: In: Zahnersatz für den älteren Menschen: In: Einführung für die Zahnmedizin. Thieme Verlag, 2006, 238-245

Körber, E.; Rotgans, J.; Schmelzle, R.; Schwenzer, N.: Zahn-, Mund und Kieferkrankheiten für Mediziner; Georg Thieme Verlag, Stuttgart: 1994

Köther, I.; Gnamm, E.: Altenpflege in der Ausbildung und Praxis, Thieme, Stuttgart, 2000

Edmund Rasovsky   26

Mack, F.: Ernährung und prothetische Versorgung im Alter. (Nutrition and prosthetic status among elderly.) In: Quintessenz. 2005;9: 901-907

Pace,CC; McCullough, GH: The association between oral microorgansims and aspiration pneumonia in the institutionalized elderly: review and recommendations. In: Dysphagia; 2010 Dec; 25(4):307-22.Epub 2010 Sep 8.

Petersen, PE; Yamamoto T.: Improving the oral health of older people: the approach of the WHO Global Oral Health Programme. Community Dent Oral Epidemiol 2005; 33: 81-92.

Robert Koch Institut: Gesundheitsberichterstattung des Bundes. Heft 47, 2009, Berlin.

Seiler, WO: Malnutrition im Alter – oft als Altersschwäche verkannt. In: Zahn Prax. 2000; 3: 496-503

Sellmann, H.: Der ältere, multimorbide Patient in der zahnärztlichen Praxis – Band 2: Alterszahnheilkunde konkret; Spitta Verlag, 2009

Stark, H.; Huber, P.H.: In: Zahnersatz für den älteren Menschen: In: Einführung für die Zahnmedizin. Thieme Verlag, 2006, 238-245

Statistik Austria. Privathaushalte und Familien 2012. Zugriff am 19. 05. 2012. http://www.statistik.at/web_de/statistiken/bevoelkerung/index.html

Van der Maarel-Wierink, CD; Vanobbergen, JN; Bronkhorst, EM; Schols, JM; de Baat,C.: Oral health care and aspiration pneumonia in frail older people: a systematic literature review. In: Gerodontology. 2012 Mar 6. Doi: 10.1111/j.1741-2358.2012.00637.x. [Epub ahead of print]

Wolf, L.D.; Papapanou, P.: The Relationship Between Periodontal Disease and Systemic Disease in the Elderly. In: Lamster, B.I.; Northridge, E.: Improving Oral Health for the Elderly. 2008. Springer Verlag, New York.

Yoshida, M.; Yoneyama, T.; Ohrui, T.; Mukaiyama, H.; Okamoto, H.; Hoshiba, K.; Ihara, S.; Yanagisawa, S.; Ariumi, S.; Morita, T.; Mizuno, Y.; Ohsawa, T.; Akagawa, Y.; Hashimoto, K.; Sasaki, H.: Oral Care reduces pneumonia in older patients in nursing homes. In: J Am Geriatr Soc, 2002 Mar;50(3):430-3.

World Health Organization. Oral Health 2012. Zugriff am 19. 05. 2012. http://www.who.int/topics/oral_health/en/